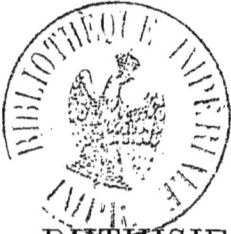

DE LA

PHTHISIE ÉPITHÉLIALE CHRONIQUE

ANATOMIE PATHOLOGIQUE.

DE LA

PHTHISIE ÉPITHÉLIALE

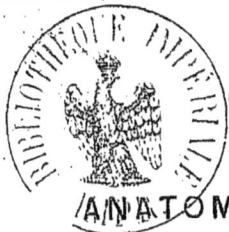

CHRONIQUE

ANATOMIE PATHOLOGIQUE.

PAR

M. H. CHATIN

Médecin de l'Hôtel-Dieu.

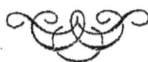

LYON

IMPRIMERIE D'AIMÉ VINGTRINIER

Rue de la Belle-Cordière, 14.

—

1865

DE LA

PHTHISIE ÉPITHÉLIALE CHRONIQUE

ANATOMIE PATHOLOGIQUE

La question relative à la phthisie pulmonaire, présentée par la commission exécutive du Congrès, comprend une étude sur les diverses variétés de phthisie et sur leur degré relatif de curabilité.

Chargé depuis quelques années d'un service d'hôpital où la proportion des affections chroniques de poitrine constitue le quart et quelquefois le tiers du nombre total de mes malades, j'ai eu à pratiquer un grand nombre d'autopsies, et j'ai pu constater que la maladie tuberculeuse du poumon, dans le vrai sens du mot, était relativement assez rare, comparée aux autres lésions de cet organe que l'on appelle vaguement et à tort : *Infiltration tuberculeuse, masse tuberculeuse.*

Quelques micrographes pensent que le tubercule ne doit présenter aucun caractère microscopique commun dans tous les points où on le rencontre dans l'économie, et la raison en est, disent-ils, dans la diversité des éléments aux dépens desquels il se forme. Que faut-il penser de cette opinion ?

Si l'on étudie le tubercule dans les ouvrages des micrographes français, allemands et anglais, on trouve, dans tous ces auteurs, une description à peu près semblable des éléments principaux de ces productions pathologiques ; mais si la question anatomique ne varie que du noyau à la cellule, il n'en est pas ainsi de la question relative à son origine et à sa nature.

On peut ranger en deux classes principales les opinions des différents auteurs qui ont écrit sur le tuberbule : 1° Ceux qui admettent que le tubercule est un produit sans analogue dans l'économie, un exsudat inorganisé ; 2° Ceux qui, comme Virchow, Küss, soutiennent que le tubercule naît par génération directe de la transformation d'un tissu normal.

Mandl et Lebert, qui considèrent la néoplasie tuberculeuse comme hétérologue, supposent une exsudation amorphe : suivant le premier, cet exsudat se coagulerait, et suivant Lebert, il y aurait une ébauche d'organisation qui constituerait les corpuscules tuberculeux.

La théorie de l'exsudation n'est plus admissible ; aucun micrographe n'a trouvé dans le sang la matière tuberculeuse, et cependant, en généralisant la croyance à la spécificité des produits pathologiques, on avait trouvé la cellule spéciale du tubercule, du pus, du cancer.

M. Robin, le représentant de la micrographie en France, admet un élément anatomique caractéristique du tubercule ; cet élément se rapproche de la cellule, mais ce n'est ni la cellule, ni le noyau des auteurs étrangers : il se distingue à son volume qui varie de 6 à 8 millièmes de millimètre, à sa forme polyèdrique et à ses bords dentelés. Les agglomérations de ces corpuscules sont entourées d'une matière amorphe, finement granuleuse.

Pour l'Ecole française, la granulation grise est synonyme de tubercule miliaire ; c'est le tubercule des poumons et des séreuses. MM. Luys et Vulpian, distinguent dans le tubercule miliaire, des éléments constants et des éléments accidentels ; les premiers sont : 1° une matière amorphe granuleuse, 2° des noyaux sphériques ou ovoïdes, 3° des éléments normaux du tissu connectif.

Les éléments accidentels sont surtout constitués par des cellules épithéliales infiltrées de granulations graisseuses.

Laennec, en décrivant deux formes de tubercules pulmonaires, l'*infiltration tuberculeuse* et la *granulation tuberculeuse*, a introduit une confusion qu'il sera bien difficile de faire disparaître.

L'infiltration fut alors considérée comme la forme la plus complète du tubercule, et en recherchant en quoi cette forme différait des autres productions, de la granulation par exemple, on arriva à établir que l'état caséeux du tubercule, était la caractéristique de toutes les variétés de ces produits morbides. Telle a été l'origine de la théorie de Lebert ; le corpuscule tuberculeux de cet auteur, se rapporte au stade caséeux ; cette production pour lui n'a aucune analogie avec les formes connues, ce n'est ni une cellule, ni un noyau, mais un corpuscule arrondi, solide, contenant des particules graisseuses.

On a dit aussi que le tubercule était le résultat de la transformation de produits inflammatoires, et que toute masse tuberculeuse était constituée par du pus concret.

Laissons répondre ici, une des plus grandes illustrations médicales de notre époque ; le savant professeur de Berlin,

Virchow, admet en effet que dans la majorité des cas, on peut rapporter l'infiltration tuberculeuse et non le tubercule, à une masse primitivement inflammatoire, purulente ou catarrhale, qui s'est ratatinée peu à peu, à la suite d'une résorption incomplète; mais il ajoute : Renhardt s'est trompé en croyant dans ces cas examiner des tubercules, et il serait certainement arrivé à un autre résultat, s'il avait examiné la substance de ces nodosités aux divers stades de leur développement et surtout s'il avait étudié le tubercule dans tous les autres tissus où il se produit. Virchow professe donc, avec la plus grande autorité, que le tubercule n'a aucun rapport direc avec les produits inflammatoires, que c'est un grain, un nodule, que ce nodule représente une néoplasie qui possède à son premier développement la structure cellulaire et provient, comme les autres néoplasies, du tissu conjonctif.

Avant d'étudier avec détail le développement du processus tuberculeux, voyons quelques-uns de ces caractères physiques dans les autres organes. On rencontre quelquefois dans le cerveau de grosses tubérosités qui ont le volume d'une noix ou d'un œuf; ces productions ne sont pas évidemment des tubercules simples, elles sont formées par la réunion de plusieurs milliers de tubercules. Si l'on examine la petite nodosité primitive qui est d'un blanc jaunâtre, on voit à son pourtour une couche molle et vasculaire qui la sépare de la substance cérébrale voisine. C'est dans cette couche de tissu conjonctif que se trouvent les noyaux en nombre plus ou moins considérable, qui résultent de la prolifération des cellules plasmatiques.

Les mots de *ramollissement, transformation graisseuse, régressive, caséeuse* et *crétacée* indiquent les modifications ultérieures du tubercule et de divers autres produits pathologiques.

Le ramollissement consiste dans la transformation en graisse de la masse tuberculeuse, en vertu de ce principe que tout élément qui ne jouit plus de la vie, rentre sous l'influence des forces physiques et subit cette dégénérescence dont les lois nous sont encore inconnues ; le ramollissement débute toujours par le centre du nodus tuberculeux et jamais par la périphérie ; sa marche est analogue à celle du ramollissement des caillots fibrineux qui se forment dans les vaisseaux. On voit apparaître alors dans les cellules de petits globules graisseux, brillants, perlés, qui grossissent, distendent l'enveloppe et la détruisent ; toute trace d'organisation disparaît et on ne trouve plus qu'une matière demi-liquide contenant des granules de graisse, de l'albumine et des sels.

La métamorphose graisseuse dans le poumon a le plus souvent l'aspect caséeux, et cet état résulte, soit de l'absorption des liquides, soit de la combinaison des sels avec une partie de la graisse.

Les ganglions lymphatiques enflammés présentent souvent cette métamorphose caséeuse, due à leur structure alvéolaire et à leur propriété de résorption.

Avant son ramollissement, il est quelquefois facile de reconnaître le tubercule à son aspect physique, il est grisâtre, demi-transparent, un peu résistant, il siége exclusivement dans le tissu interlobulaire, il fuit à la pression entre les doigts ; sur d'autres points, il est plus volumineux, les petites cellules nombreuses qui le constituent sont serrées, entassées les unes sur les autres, les petits vaisseaux s'oblitèrent, le tissu meurt, et alors commence le ramollissement ; à ce moment si on incise un petit tubercule, on voit à son centre une petite tache jaunâtre qui correspond au point ramolli, c'est le tubercule jaune ;

examiné au microscope il est composé de granules moléculaires graisseux et de quelques noyaux qui ne sont pas encore atteints par la dégénérescence : ainsi le tubercule jaune est un degré plus avancé que la granulation grise.

La transformation régressive est la terminaison habituelle du tubercule, mais elle ne lui est pas particulière, exclusive, car elle peut atteindre toute espèce de production pathologique, soit dans le poumon, soit dans les autres organes. On a considéré, jusque dans ces dernières années, l'état caséeux comme le caractère distinctif du tubercule. C'est au savant auteur de la Pathologie cellulaire (1) que revient l'honneur d'avoir le premier rompu avec la tradition et découvert le véritable siége du tubercule. Le premier il a démontré que tous les processus pathologiques, que tous les noyaux tuberculiformes, constitués par des produits inflammatoires du poumon, que toutes les proliférations des cellules des ganglions lymphatiques subissaient généralement la métamorphose graisseuse : de là la conclusion forcée, que matière caséeuse ne signifie plus tubercule.

Les leçons de pathologie de l'ancien professeur de Wursbourg furent faites à Berlin en 1858 ; deux ans plus tard, traduites et publiées en France, elles eurent un grand retentissement et firent naître d'autres travaux. En 1859, notre savant et honoré confrère, le docteur René Briau (2), membre de l'Académie, médecin consultant aux Eaux-Bonnes, établissait par des faits tirés de sa pratique thermale, l'existence de diverses

(1) Virchow. *Pathologie cellulaire.*

(2) Briau. 1859. *Sur quelques difficultés de diagnostic des maladies des organes respiratoires.*

altérations pulmonaires non tuberculeuses et bien distinctes de la phthisie vraie et légitime.

En 1862, le docteur Villemin, répétiteur à l'Ecole impériale du service de santé militaire à Strasbourg, et aujourd'hui professeur agrégé au Val-de-Grâce, a publié une remarquable monographie sur le tubercule au point de vue de son siége, de son évolution et de sa nature. Ce travail, le plus complet qui ait paru sur la question, est le développement des idées de Virchow sur le tissu conjonctif. Il reconnaît que c'est un tissu général qui sert de connexion et de soutien aux éléments spéciaux et qu'il se compose d'une masse fondamentale ou intercellulaire au milieu de laquelle on rencontre des éléments globulaires qui sont les corpuscules du tissu conjonctif ou les cellules plasmatiques. Le rôle de ces corpuscules est extrèmement important; ce sont eux qui président aux régénérations des tissus normaux, et à la formation de presque toutes les néoplasies; c'est le tissu conjonctif qui relie les fibres et les faisceaux de fibres musculaires et nerveuses, qui réunit les tubes et les culs-de-sac glandulaires : c'est l'élément vivant par excellence.

M. Villemin, avant d'étudier le tubercule dans le poumon, où il est difficile de le reconnaître, donne le conseil de l'examiner d'abord dans les autres organes où on le rencontre assez souvent; dans les membranes séreuses, composées de tissu conjonctif et de fibres élastiques, on trouve des corpuscules qui sont fusiformes ou étoilés, et ont un petit noyau très-brillant collé intimement à la cellule qui le contient. Ces petits corps sont miliaires, quelquefois plus gros et formés par la

---

(1) Villemin. *Du tubercule, de son siége, de son évolution*, 1862.

réunion de plusieurs tubercules qui s'étalent sous forme de plaques d'une certaine épaisseur. Si l'on fait dessécher une portion de membrane séreuse contenant des tubercules, on peut, avec un rasoir, faire des coupes très-minces qui intéressent seulement les plus petites granulations et surprendre ainsi les premières phases d'évolution de ce produit. On trouve alors au centre de la préparation, un amas considérable de petits éléments brillants ou granuleux, tassés les uns contre les autres, un peu plus loin, ces noyaux deviennent moins nombreux, mais ils sont rassemblés par groupes, ou sous forme de traînées et contenus dans une enveloppe qui n'est autre chose que la cellule plasmatique ou étoilée. Le tubercule se forme par l'hypertrophie et la multiplication des noyaux des cellules ; celles-ci se distendent, se rapprochent les unes des autres et il arrive un moment où elles confondent leur contenu.

Dans l'arachnoïde, le tubercule ne présente rien de spécial, si ce n'est que sa présence détermine bientôt des accidents graves qui entraînent la mort. Dans le péritoine on le rencontre très-souvent, et son siége d'élection est dans le mésentère. Le tubercule des muqueuses est beaucoup plus rare que celui des séreuses ; il se développe dans le tissu sous-muqueux.

Sur vingt autopsies de phthisiques avec symptômes laryngiens, nous avons trouvé sur le larynx seize fois de petites ulcérations et des indurations hypertrophiques de la muqueuse et quatre fois seulement des granulations agglomérées et formant de petites plaques au-dessous de l'épithélium. L'examen microscopique a fait reconnaître le tubercule, et la lésion pulmonaire se rapportait également au tubercule du tissu conjonctif. Dans les séreuses comme dans les muqueuses, ce sont les mêmes éléments qui produisent la même lésion.

Dans la muqueuse intestinale, le tubercule siége dans le tissu sous-muqueux.

Le parenchyme du foie est divisé en un grand nombre de lobules, séparés par des cloisons incomplètes formées de tissu connectif dans lequel rampent les rameaux de l'artère hépatique, de la veine porte et des canaux biliaires. Dans la cirrhose, c'est ce tissu conjonctif qui s'hypertrophie, et dans le tubercule du foie, ce sont les cellules plasmatiques de ce tissu qui arrivent à la prolifération. Les véritables tubercules du foie sont rares, à moins qu'on ne regarde comme tels ceux qui se rencontrent dans l'enveloppe péritonéale de cet organe.

Dans le rein le tubercule est encore plus rare que dans le foie; il peut siéger soit dans le tissu connectif interlobulaire, soit dans ce même tissu au-dessous de l'enveloppe corticale.

Le tubercule du testicule est plus fréquent que celui du rein : on le trouve de préférence dans le tissu connectif des cloisons interlobulaires et dans celui qui relie les canalicules spermatiques. L'évolution est ici la même que dans les autres organes; mais en raison des éléments qui entrent dans la structure du testicule, il est probable que l'on a souvent confondu le tubercule proprement dit ou la lésion épithèliale.

Le tubercule est dans la glande spermatique une production tout à fait identique à celle que l'on observe dans les séreuses, dans les muqueuses, dans le foie et dans le rein.

Comment faut-il déterminer maintenant les lésions que l'on rencontre souvent dans le poumon et qui n'ont aucun des caractères du tubercule?

Pour résoudre cette question, le microscope est indispensable; ces productions sont diverses, elles siégent dans des parties différentes du tissu pulmonaire et présentent, selon l'époque de leur évolution, des éléments variables d'aspect, de forme et de dimension. Une des plus fréquentes est celle qu[i] consiste dans l'*hypertrophie des cellules épithéliales* des alvéoles, remplies plus ou moins de granulations graisseuses. Après avoir subi l'hypertrophie, ces cellules se compriment, se détruisent et, bientôt altérées dans leur nutrition, ne constituent plus que des débris organiques rejetés en partie par les crachats. Ces cellules contiennent quelquefois du pigment, d'autres fois de grosses granulations graisseuses qui cachent complètement leur noyau.

Dans d'autres productions analogues, souvent sur le même poumon ou sur un autre lobule, on rencontre dans les alvéoles un certain nombre de noyaux, sur d'autres points de grosses cellules épithéliales graisseuses et, en plus, des cellules en voie de segmentation ; il se forme alors autant de jeunes cellules qu'il y avait de noyaux dans la cellule mère. Ce travail intime aboutit à la transformation de l'épithélium en pus.

Quelquefois la segmentation de l'épithélium, au lieu de produire le globule purulent, donne lieu à une cellule globuleuse, à noyau simple, plus grosse que le globule de pus : c'est le globule muqueux que l'on retrouve en abondance dans le crachat du catarrhe et de la bronchite chronique. Cette formation constitue le deuxième degré de la pneumonie catarrhale de Virchow, le premier étant représenté par l'hypertrophie simple. Quelquefois on trouve aussi le véritable globule purulent, comme dans le deuxième degré de la pneumonie ordinaire. Ainsi ces masses prétendues tuberculeuses sont surtout constituées par de la pneumonie purulente et catarrhale aux différentes phases de son évolution.

Après un certain temps, les principes liquides sont résorbés, et la lésion subit la transformation caséeuse comme le vrai tubercule. A ce moment et sur ces points ramollis, on ne peut arriver à faire aucune distinction possible ; il faut, de toute nécessité, opérer sur un nodus dont l'évolution est moins avancée. Dans cette condition, il n'y a aucune ressemblance entre cette altération et le tubercule : celui-ci se développe toujours dans le tissu conjonctif interlobulaire et dans la plèvre ; les parois des vésicules pulmonaires ne lui donnent jamais lieu. Lorsque, par suite d'une petite agglomération, il a atteint le volume d'un grain, il apparaît quelquefois sur la paroi d'une bronche ou d'un vaisseau. C'est une petite tumeur miliaire, constituée par des éléments qui ont pour origine une prolifération nucléaire. Le microscope fait reconnaître, au centre de l'élément tuberculeux, une grande quantité de noyaux libres ; dans une seconde sphère concentrique à ces derniers, on en remarque d'autres réunis en nombre de deux ou quatre, tous enfermés dans des cellules plasmatiques ; enfin à une certaine distance, on ne trouve plus que la cellule normale avec son noyau seul.

Il existe encore une production tuberculiforme qui a le même siége que le tubercule : c'est l'inflammation du tissu interlobulaire et de ses cellules. M. Villemin a très-bien étudié le développement de ce processus qui se rapproche le plus du tubercule, c'est surtout la terminaison de cette inflammation qui différencie les deux procès. L'inflammation, en effet, aboutit toujours, selon son intensité, ou bien à la formation du pus, ou bien simplement à une hypertrophie du tissu conjonctif ; le tubercule, au contraire, aboutit toujours à la formation d'un noyau simple ou d'une petite cellule. Ces produits inflammatoires peuvent n'occuper que quelques vésicules et donner lieu à une granulation miliaire qui offrirait les apparences du tubercule.

En résumé, tous ces produits vésiculaires ne sont pas le tubercule ; celui-ci a un siége exclusif ; on le rencontre dans tous les organes, toujours identique à lui-même et sans analogue dans les autres altérations pathologiques. Ce caractère d'unité est la meilleure preuve pour justifier la différence à établir entre ces deux lésions de même apparence.

Quelles sont les conditions dans lesquelles se développent ces pneumonies vésiculaires circonscrites ?

Elles se développent très-souvent à la suite de la bronchite catarrhale, non pas que l'inflammation des bronches se propage directement, par continuité, au tissu pulmonaire. Il est démontré cliniquement que le tissu pulmonaire s'enflamme rarement à la suite de la phlegmasie des bronches, et M. Robin (1) a aussi donné les preuves anatomiques de l'indépendance de la bronchite par rapport à la pneumonie. Dans quelques cas, ces pneumonies vésiculaires succèdent à des pneumonies irrégulières, à des inflammations de la plèvre ou du tissu interlobulaire ; chez les enfants, la coqueluche et la rougeole déterminent cette lésion ; enfin elle peut être symptomatique de la présence de tubercules, car on a trouvé, en même temps que la lésion inflammatoire, le produit du tissu conjonctif.

Dans la dernière édition de son Traité de la pneumonie, M. Grisolle (2) a consacré un petit chapitre à la *pneumonie chronique tuberculeuse.*

L'histologie pathologique de cette maladie n'a pas été faite,

(1) Mémoires de la Société de biologie.
(2) *Traité de la pneumonie*, page 85.

mais sa description semble indiquer qu'on a eu affaire à des lésions inflammatoires soit des cellules, soit peut-être aussi du tissu conjonctif : « Chez les individus qui succombent lentement à la phthisie pulmonaire et à quelque âge que ce soit, dit le savant professeur de la Faculté, on rencontre souvent, autour des cavernes ou des tubercules suppurés, une induration du parenchyme du poumon qui a beaucoup de rapport avec celle de la pneumonie chronique simple. Dans ces points, le tissu de l'organe est d'un gris ardoisé, dur et complètement imperméable ; il est exsangue, ne laisse suinter aucun liquide, et il n'est pas rare de trouver disséminées à la surface de cette induration plusieurs granulations grises, ou même des tubercules à l'état cru ou suppuré. »

N'est-ce pas là la description physique parfaite du procès morbide que nous avons indiqué plus haut et qui est souvent confondu avec le tubercule ?

Il est à peine nécessaire de faire remarquer que cette lésion est aussi distincte de la pneumonie chronique, de l'induration chronique du poumon.

Lorsque ces lésions tuberculiformes sont un peu étendues, on peut être incertain entre une pneumonie chronique et une pneumonie vésiculeuse. Ces deux lésions diffèrent cependant, même au point de vue des signes physiques, car si on fait une section sur le tissu hépatisé au premier ou au deuxième degré, on voit s'écouler une certaine quantité de liquide, tandis que, dans les vésicules qui constituent les noyaux d'induration, les produits existant depuis longtemps, les parties liquides ont été absorbées, des sels ont été déposés et la surface de section est presque complètement desséchée.

A défaut de l'aspect physique, l'examen histologique de la

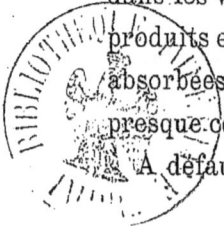

2

pneumonie chronique, fait en Allemagne par M. Heschl, et en France par MM. Robin et Charcot (1), permettrait facilement de distinguer ces deux états pathologiques.

Il existe encore une phlegmasie des voies respiratoires dont la lésion anatomique est très-variable, dont la marche est toujours aiguë, qui se développe quelquefois chez les vieillards, qui est surtout propre à l'enfance ; je veux parler de la broncho-pneumonie, appelée par les anciens fausse pneumonie ; cet état aigu n'a aucun rapport symptomatique avec la pneumonie vésiculeuse chronique ; et, du reste, sa lésion anatomique est caractérisée toujours par des phlegmasies des petites bronches, des congestions à divers degrés ou une imperméabilité d'un nombre plus ou moins grand de lobules, soit par affaissement des tissus, soit par phlegmasie.

Plusieurs auteurs ont indiqué divers états morbides des voies respiratoires bien distincts des tubercules, et ayant néanmoins une expression symptomatique tout-à-fait analogue ; mais la lésion anatomique que nous signalons sera encore facile à distinguer soit de l'hépatisation planiforme décrite par MM. Hourmann et Dechambre, soit des granulations grises étudiées par MM. Robin et Lorain.

Les deux observations suivantes, dont je vais donner le résumé, ont un certain intérêt au point de vue de l'anatomie pathologique ; mais au point de vue purement clinique leur valeur est secondaire, car je n'ai pu suivre la maladie que pendant la dernière période de son évolution au moment de la fièvre hectique, des sueurs et de l'amaigrissement. Ces observations sont relatives à deux femmes âgées l'une de 36 ans et

(1) *Thèse sur la pneumonie chronique*. 1860.

l'autre de 47. La toux avait annoncé le début de la maladie et
existait depuis quatorze mois chez la plus jeune, et depuis six
mois seulement chez la plus âgée. Elles portaient toutes les
deux des stigmates de la diathèse scrofuleuse, et avaient vécu
dans les plus mauvaises conditions hygiéniques. Il ne m'a pas
été possible d'étudier l'étiologie de la maladie chez ces deux
malades.

Le 10 février j'ai constaté chez la femme plus âgée, couchée
au numéro 52 (Sainte-Blandine), une matité relative des deux
tiers inférieurs du poumon droit, plus marquée en arrière et
sur les côtés qu'en avant; il existe en arrière du souffle bronchique et de la bronchophonie, bruit respiratoire faible au sommet et en avant, râles muqueux à grosses bulles, abondants vers
l'angle inférieur de l'omoplate et au niveau du sein droit,
absence de souffle caverneux, la respiration est normale à
gauche, sauf quelques râles muqueux disséminés à la base.

L'expectoration est abondante, les crachats sont détachés,
opaques, jaunâtres : leur analyse microscopique faite plusieurs
fois a fait reconnaître les éléments normaux de l'expectoration à la période de ramollissement tuberculeux; je n'ai pas
trouvé de fibres élastiques dans les crachats. Après une amé-
lioration passagère, il est survenu, quatre mois après son entrée,
une aggravation de tous les symptômes généraux coïncidant
avec des symptômes fébriles et l'apparition d'un souffle caverneux bien constaté au niveau de la cinquième côte en dehors du
sein droit. A la fin de mai, la malade succombe et l'autopsie fait
constater l'état suivant :

Le poumon gauche est perméable dans toute son étendue,
sa coloration est normale, il crépite dans tous ses points;
le poumon droit a presque la dureté de l'hépatisation, il n'est

pas facilement friable, sa couleur générale est d'un rouge foncé, il ne surnage pas dans l'eau, à la partie inférieure et moyenne on trouve des noyaux indurés d'un aspect blanc-grisâtre du volume d'une aveline ou d'une noix. Ces masses grisâtres sont constituées par le parenchyme pulmonaire, leur teinte est ardoisée, leur coupe ne laisse pas écouler du liquide ; le doigt promené sur un grand nombre d'incisions faites dans tous les sens, ne permet de constater aucun nodule propre au tubercule ; sur différents points de ces masses, on trouve de petites granulations dont la coupe donne le même aspect que la masse principale. Le rein, le foie, la rate sont examinés et ne présentent pas de nodus tuberculeux ni de dégénérescence graisseuse.

Examen microscopique. — Sur des tranches fines et avec un grossissement de 400 diam., il est impossible de trouver le moindre trouble nutritif dans les cellules plasmatiques qui constituent les parois des vésicules pulmonaires ; bien au contraire, les éléments épithéliaux se présentent augmentés de volume et de nombre, infiltrés de graisse ; on trouve çà et là quelques globules purulents ; l'hypergénèse de ces éléments épithéliaux a été assez active pour que les alvéoles pulmonaires distendues soient au moins quintuplées de volume : en un mot, la lésion à laquelle nous avons affaire peut être légitimement appelée *pneumonie épithéliale, purulente chronique* ou mieux phthisie épithéliale.

La malade qui fait le sujet de la deuxième observation toussait depuis quatorze mois au moment de son entrée à l'hôpital : la maladie avait débuté trois semaines après l'accouchement de son troisième enfant ; cette femme disait n'être pas sujette à la toux même pendant l'hiver ; elle n'avait pas eu d'hémoptysie, mais deux fois elle avait expectoré quelques crachats teints de sang. Sortie plusieurs fois de mon service, je n'ai pu la suivre attentivement, et au mois de janvier il se manifesta une exacerbation fébrile intense, accompagnée de sueurs profuses, d'insomnie, d'une toux incessante qui ne tarda pas à faire succomber la malade. Le poumon droit était aussi le seul intéressé. L'auscultation avait fait constater une respiration bronchique au sommet et en avant, une résonnance et du souffle caverneux, des craquements humides dans les fosses sus et sous-épineuse. A l'autopsie j'ai constaté une sorte d'hépatisation de tout le poumon droit, dont le sommet contenait entre des portions saines de tissu six masses indurées de la grosseur du pouce, d'un blanc grisâtre ayant de l'analogie avec ce que l'on appelle généralement et à tort des infiltrations tuberculeuses. Quatre de ces masses sont creusées de cavernes peu étendues ; autour de ces points malades, on ne rencontre aucun nodus tuberculeux, pas plus que dans les autres organes.

L'examen microscopique a démontré également dans ce cas l'hypertrophie des cellules épithéliales, leur état graisseux et l'intégrité complète des cellules plasmatiques du tissu conjonctif.

En résumé, il existe dans le poumon : 1° des inflammations de différentes espèces et à divers degrés ; 2° des tubercules; ces derniers sont des éléments de courte durée, se présentant sous la forme de petits nodus; l'inflammation développe des productions moins limitées ; le tubercule ne siége que sur un tissu, mais il tend à se généraliser dans l'organisme. Entre l'inflammation épithéliale et le tubercule au point de vue anatomique, les différences sont très-tranchées; mais entre l'inflammation propre du tissu connectif et le tubercule, il y a quelque rapprochement ; au début, la lésion est la même, mais le produit final diffère complètement.

Après le poumon, les ganglions lymphatiques sont les organes que l'on regarde comme le plus souvent affectés de tubercule, ce qui veut dire qu'ils renferment très-souvent de la matière caséeuse accumulée dans les follicules, le vrai tubercule ne se rencontrant que dans l'enveloppe corticale et le tissu connectif de la substance médullaire. Si la lésion anatomique de ces pneumonies vésiculaires donne lieu à une variété de phthisie que l'on pourrait appeler épithéliale ; si, dis-je, cette lésion est démontrée pour nous, la partie clinique de cette question reste encore à faire. Au début, ces pneumonies passent souvent inaperçues, elles ne sont pas faciles à reconnaître cliniquement, mais on peut les soupçonner et quelquefois les étudier dans leur expression symptomatique ; arrivées à la période ultime de leur évolution, les signes stéthoscopiques sont les mêmes que pour les tubercules. Les cavernes, les hémoptysies, les fibres élastiques dans les crachats ne caractérisent plus avec certitude le tubercule, car le produit inflammatoire déchire les alvéoles et les capillaires, de même que son ramollissement creuse des excavations. Les observations que nous avons recueillies soit dans les hôpitaux, soit dans la clientèle ne nous permettent de formuler encore aucune conclusion si ce n'est que la diathèse scrofuleuse accompagne toujours ces inflammations épithéliales. Mais combien de problèmes restent encore à résoudre ! Les diathèses tuberculeuse et scrofuleuse ont-elles la même origine et la même expression symptomatique ? Faut-il identifier dans leurs lésions anatomiques ces deux états ? Les engorgements ganglionnaires sont-ils symptomatiques des inflammations du poumon ou du tubercule ? Existe-t-il une re-

lation étiologique entre la tuberculisation et la pneumonie vésiculaire ? Les granulations tuberculeuses du cerveau, des ménin-
ges, des séreuses, du foie, du rein, sont-elles accompagnées de
pneumonie vésiculaire, ou de vrais tubercules du tissu interlobulaire ? Je ne fais qu'indiquer ces différentes questions sur
lesquelles mon attention a été appelée et dont la solution exige
des matériaux cliniques qui nous font défaut. Je termine,
messieurs, cet exposé de la question avec la conviction que
d'autres travaux seront entrepris dans cette voie et réaliseront
un nouveau progrès dans une question qui intéresse toute
l'humanité.

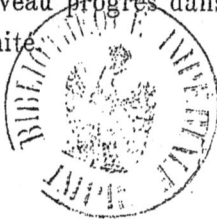